# TOILETTE INTIME

### DES

# DAMES.

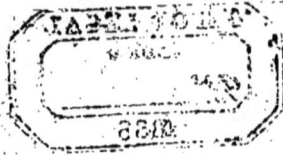

# TOILETTE INTIME

DES

# DAMES.

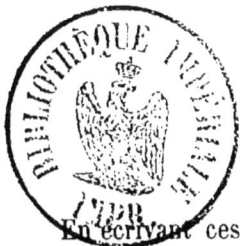

En écrivant ces quelques lignes, je n'ai pas la prétention de faire un livre; mon but est de donner quelques conseils sur le choix et le port du corset. Ce qui a fait naître en moi cette idée, c'est l'invitation faite par la commission de l'Exposition universelle de 1867 aux architectes - entrepreneurs d'élever autour du palais de l'exposition des bâtiments destinés à recevoir tous les modèles présentant les conditions désirables d'hygiène et de salubrité.

Je viens donc, pour ma part, répondre à cet appel implicite, en donnant des notions utiles et salutaires pour obtenir le plus hygiéniquement possible cette enveloppe en tissu, baleines et acier qu'on appelle corset.

Le corset, qui est la base principale du vêtement des dames et que tant d'écrivains et un plus grand nombre encore de médecins ont critiqué et accusé d'être la cause d'une foule de maladies, n'a vraiment

mérité
Ni cet excès d'honneur ni cette indignité.

Je ne dis pas que ces attaques aient toujours été sans fondement, car il y a eu parfois abus et mauvaise confection. Et dans ce cas il a pu en résulter quelques cas de maladie et d'indisposition. Mais il y a loin de là à ces maux graves et sans nombre qu'on lui a gratuitement attribués.

On a tout dit, tout écrit pour le faire perdre de mode; et malgré cela on n'en a pas moins vu fleurir l'usage, l'usage progressif.

Si donc il s'est maintenu et veut se maintenir, c'est que sans doute il présente quelque utilité aux dames qui savent s'en servir et qui le rencontrent bien conditionné. Le cas qu'elles en font prouve certes ses avantages. Aussi opposerai-je avec confiance leur jugement aux invectives de ses détracteurs qui n'appartiennent il est vrai qu'au sexe masculin, dont la compétence est douteuse en cette affaire.

C'est d'abord l'illustre Percy, disant aux dames de sa connaissance que ces mots, inscrits sur une foule de magasins: *Fabrique de corsets,* équivalaient pour lui à ceux-ci: *Fabrique de poison.*

« Que de maux dans un corset! s'écriait l'éminent professeur Delpech; que de morts prématurées dont il est la seule cause! »

On a même attribué aux corsets les taches sur le corps qui proviennent de l'imagination de la mère; mais alors les habitants des campagnes, où le corset n'est pas encore porté, devraient en être exempts et pourtant on trouve chez eux les taches et les envies à profusion.

Le corset a résisté à l'attaque des savants et des médecins; il a fait plus, il a tenu tête à des ennemis couronnés.

Un jour, c'était en 1812, époque des grandes guerres et des levées en masse où l'on dépensait en France le capital humain, Napoléon disait à son médecin Corvisart, à propos du corset: « Ce vêtement d'une coquetterie de mauvais goût, qui meurtrit les femmes et maltraite leur progéniture, m'annonce que l'esprit belliqueux se perd en France et me fait pressentir une décadence prochaine. »

A quelques années de là, Louis XVIII disait à madame du Cayla : « Vous seriez la plus jolie femme de mon royaume, si, méprisant une mode absurde, vous abandonniez cet affreux corset qui enlaidit la nature. »

Le corset a donc eu contre lui tout ce qui pouvait le faire abandonner, le savoir et la puissance. Et pourtant il s'est maintenu et fait partie intégrante du vêtement des dames.

Donc, puisqu'il n'est pas possible de le proscrire, enseignons à le porter commodément et sans atteinte pour la santé et l'hygiène, et nous aurons plus fait pour l'utilité publique que ce qu'on a dit de mal contre lui.

Faisons connaître le corset coupé et confectionné dans de bonnes conditions pour ne pas gêner les mouvements extérieurs et intérieurs, et qui ne soit pas un instrument de torture. Que les professeurs de coupe s'en occupent et donnent des notions aux fabricants. L'imperfection finira par disparaître.

Mais attendons plus encore des dames comme étant les plus intéressées, pour atteindre le but que se propose l'hygiène. Le succès est assuré dès que leur attention sera fixée sur ce point.

On dit que les corsets courts vont bien mieux que les longs d'autrefois ; oui, quand ils sont bien coupés et bien conditionnés ; non, quand ils le sont mal ; car ils sont toujours assez longs pour comprimer les côtes. Le busc en acier sera aussi toujours assez long pour enfoncer la poitrine, s'il est d'une mauvaise trempe.

Ainsi les corsets courts font autant souffrir que les longs, s'ils sont mal confectionnés ; cependant il faut tendre à raccourcir.

Le corset doit maintenir et soutenir les formes, et non comprimer.

Néanmoins il est des endroits où le buste peut être serré

modérément sans occasionner aucune souffrance ; je dis *modé-rément;* car il ne faut pas chercher à se faire la taille extrê-mement mince, ce qui est disgracieux et funeste à la santé.

N'allez point par vanité vous mettre à la torture; la fleur pour être vraiment belle veut l'air avec la liberté. Tout ce qui gêne les mouvements du corps et l'élasticité naturelle, entrave la digestion, amène l'asphyxie, un long cortége de souffrances. Jeune fille qui vous étreignez comme dans un étau, jamais votre cœur ne tressaillera à ce doux nom de mère!... C'est expier cruellement la vaine et douteuse satisfaction d'avoir attiré un instant les regards des passants pour ne pas dire leurs sourires moqueurs et leurs piquantes critiques.

Adoptez-donc des vêtements qui relèvent vos formes et vos charmes, et vous rendent belles sans vous nuire.

Rien n'est beau que le vrai, le vrai seul est aimable.

L'endroit où le corset peut et doit serrer le buste sans gêner les mouvements, est au dos en descendant au-dessus des han-ches sur une largeur de six à huit centimètres en remontant un peu sur la poitrine et descendant sur l'abdomen.

A l'appui de ce qui précède, on trouvera ci-joint une figure d'anatomie représentant la charpente osseuse du corps vue

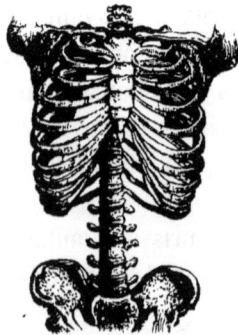

par-devant, telle qu'elle est dessinée dans tous les traités de physiologie et d'anatomie.

On voit entre les côtes et l'os des hanches, un espace vide où les côtes sont comme avortées et qui va en remontant sur la poitrine; c'est donc en cet endroit seul que le buste peut être serré.

Il faut éviter soigneusement que le corset et le reste des vêtements compriment les côtes.

Le corset doit être coupé d'après ces principes et selon les nuances de conformation. Supprimez les goussets de poitrine qui ne servent qu'à donner la largeur au sein et qui laissent en dessous un espace plat.

Adoptez le dessin ci-contre, qui est semblable à la coupe des robes; il est plus en harmonie avec les formes gracieuses que le corset doit donner au buste et offre plus de facilité aux couturières pour l'élégance de la robe.

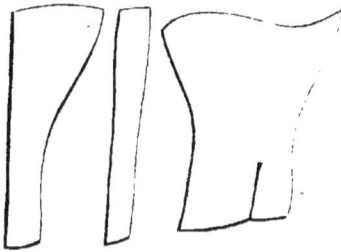

Qu'il y ait un surplus de largeur sur la poitrine et sur les hanches; qu'il soit en bon tissu et coupé en droit fil pour qu'il ne s'élargisse pas à la ceinture, ce qui enlèverait le surplus de largeur de poitrine et de hanche, et comprimerait alors le buste dans toute sa longueur.

Que les robes soient coupées d'après ces principes. Un corsage qui serre et comprime les côtes est mal coupé et il occasionnera les mêmes souffrances que le corset mal conditionné.

Quant aux corsets sans couture, on doit y mettre en dessous une forte chevillière de quatre à cinq centimètres de largeur, tout le long de la ceinture ; parce que ce genre de tissu s'élargit beaucoup et perd sa forme en peu de temps.

Le corset ouvert devant peut être remplacé par le fermé qui ne demande pas plus de se lacer ou se faire lacer. Pour ce genre il faut des baleines-roulettes au dos, ou les œillets plus espacés ; des lacets plus longs pour le mettre par-dessus la tête. Il a de grands avantages sur le corset ouvert : le busc se casse moins souvent ; s'il n'est pas d'une bonne trempe il est très-facile de le changer ; plus de grosseurs occasionnées par les agrafes ; il est bien plus facile à laver ; on n'a besoin, pour cette opération, que de tirer le busc ; les baleines restent toutes et reviennent, au contraire, droites après chaque lavage, ce qui est très-utile. Si on ne le lave pas souvent, les personnes qui ont les hanches très-saillantes, pourront le retourner tous les deux ou trois jours pour conserver les baleines droites ; car les attaches des jupes coudent les baleines, qui, dans cet état, éraillent les tissus et blessent l'épiderme. Tous ces avantages doivent lui donner la préférence.

Le busc ouvert ou d'une seule pièce, doit être en acier et aminci dans le haut, pour être très-flexible dans cette partie où il commence à appuyer sur la charpente osseuse. Qu'il soit d'une bonne trempe pour qu'il revienne de lui-même toujours très-droit.

Un busc qui gardera la courbure occasionnée par le corps en se baissant, ce que l'on reconnaît en quittant le corset, doit être remplacé immédiatement.

Le lacet doit être attaché en deux fois et à la hauteur de la ceinture ; celui d'en bas le premier, pour bien asseoir le corset sur les hanches. Il doit être serré plus fortement que celui du haut, pour que le corset reste bien en place et ne baisse pas par le poids des jupes.

Comme le corset refoule un peu le système intestinal chez les personnes qui commencent d'avoir de l'embonpoint, elles se trouveront bien d'adopter la ceinture orthopédique en tissu caoutchouté pour soutenir l'abdomen. On lui mettra des sous-cuisse qui l'empêchent de remonter; dans ce but, on y adaptera deux œillets au bord inférieur, sur le devant, distancés de 5 centimètres; deux autres sur les hanches. Deux simples cordons attachés à ces œillets serviront de sous-cuisse; il faut quelques œillets derrière pour la serrer. Elle doit être adoptée aussi après l'accouchement et par les personnes qui souffrent au moment des règles ou menstrues.

Que l'on suive exactement ces indications et l'on préviendra tous les inconvénients.

Les grands de la terre, les savants n'auront plus rien à dire contre le corset; au contraire, ils le verront avec plaisir rehaussant les qualités physiques de la femme qu'ils aiment, et embellissant les formes qu'ils admirent dans la jeune fille bien constituée. Les médecins ne pourront plus attribuer au corset cette nomenclature de maux où s'étale un verbiage plus effrayant que véridique.

Ainsi, nous aurons contribué, pour notre part, dans la limite de notre action, au triomphe de l'hygiène du vêtement; et nous en recueillerons dès ce moment une satisfaction légitime.

Grenoble, le 10 mars 1866.

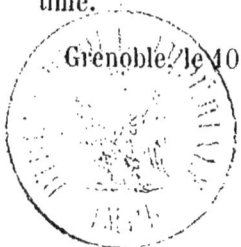

FÉLIX RADISSE.

2000. — Grenoble, imprimerie Dardelet. — 22-3-66.

13